QUELQUES REFLEXIONS

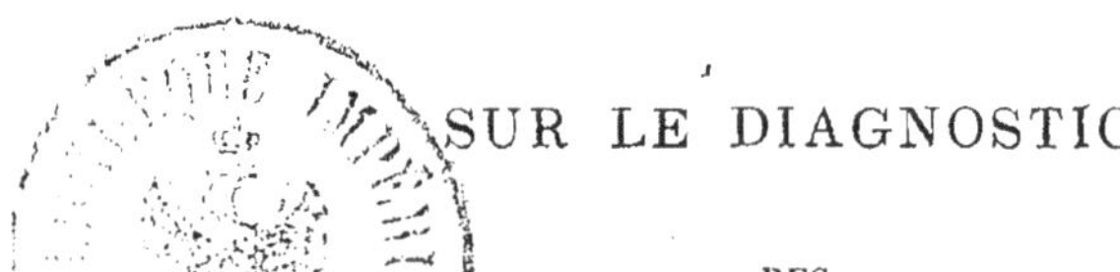

SUR LE DIAGNOSTIC

DES

FRACTURES DE LA BASE DU CRANE

A PROPOS D'UNE OBSERVATION

RELATIVE A CES FRACTURES,

PAR

J.-A.-Léon GIGOT (de Levroux),

Docteur en médecine de la Faculté de Paris, membre de la Société de médecine
et de chirurgie pratiques de Montpellier, de la Société académique des sciences, arts et belles-lettres
de la Loire-Inférieure, de la Société de médecine de Poitiers, etc.

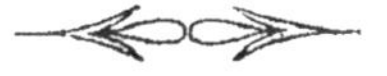

PARIS

CHEZ J. MASSON, LIBRAIRE,

Rue de l'Ancienne-Comédie, 26.

1852

QUELQUES RÉFLEXIONS

SUR LE DIAGNOSTIC

DES FRACTURES DE LA BASE DU CRANE,

A PROPOS D'UNE OBSERVATION

RELATIVE A CES FRACTURES.

Parmi toutes les fractures, aucune ne présente un diagnostic plus difficile, et un pronostic plus grave que celles de la base du crâne. Nous ne trouvons dans les auteurs anciens que des détails fort incomplets sur ces fractures, et malgré les importants travaux des observateurs modernes, leur existence et leur siége ne peuvent être établis d'une manière positive dans l'état actuel de la science.

Les signes sensibles manquant toujours, il faut nécessairement, pour diagnostiquer une fracture de la base du crâne, recourir à une nouvelle classe de signes appelés *signes rationnels*. Parmi eux, il en est qui ne fournissent aux praticiens que des présomptions plus ou moins grandes : tels sont le poids de l'agent vulnérant, sa forme, sa direction, la force avec laquelle il a été mû, le point sur lequel s'est exercée son action, etc. D'autres, au contraire, sont considérés, par les auteurs, comme pouvant indiquer, d'une manière presque certaine, non-seulement l'existence, mais encore le lieu de la fracture : Ainsi l'ecchymose du tissu cellulaire sous-conjonctival d'abord, et de la paupière inférieure ensuite, l'écoulement du sang, et surtout d'un liquide séreux, par le nez et les oreilles. C'est principalement la valeur de ces derniers que je me propose d'apprécier dans ce travail. Mais je crois devoir entrer, auparavant, dans quelques généralités sur chacun de ces symptômes(1).

M. le professeur Velpeau signala le premier l'ecchymose de la paupière inférieure comme caractère presque certain d'une fracture de la voûte orbitaire. Mais M. Maslicurat-Lagemard (2) a fait remarquer que, pour que ce signe ait quelque valeur, il faut que son apparition soit précédée d'un autre signe aussi important, savoir de l'ecchymose de la conjonctive oculaire. Nous verrons plus tard ce qu'il faut penser de ces deux signes.

(1) Certains auteurs ont encore considéré comme un signe de fracture du crâne le son de *pot cassé* entendu par le malade au moment de l'accident. Quesnay et Lamotte faisaient le plus grand cas de ce signe. On comprend le peu d'importance de cette circonstance commémorative lorsqu'elle n'a pour garantie que l'assertion du blessé. Mais il n'en est pas de même, selon M. Aran, du moment que ce son a été perçu par les personnes présentes au moment de l'accident. D'après ses expériences sur le cadavre, le son de *pot cassé* indique l'existence d'une fracture très étendue gagnant par irradiation la base du crâne (Aran, *Recherches sur les fractures de la base du crâne*. *Arch. gén. de méd.*, oct. 1844).

(2) *Arch. de méd.*, 1841, juillet, août, septembre.

Quant à la l'hémorrhagie par le nez, l'oreille ou la bouche, qui constitue, selon quelques observateurs (1), un des symptômes les plus importants des fractures de la base du crâne, nous n'en parlerons que pour la mettre au nombre des signes les moins décisifs. Combien de malades, en effet, ont eu, au moment de l'accident, une hémorrhagie abondante par le nez, l'oreille ou la bouche, qui ont parfaitement guéri (ce qui indique assez l'absence de toute fracture à la base du crâne), tandis que d'autres, qui n'ont rendu que quelques gouttes de sang, sont morts peu de jours après leur chute, et ont présenté à l'autopsie les désordres les plus graves (voy. entre autres l'obs. suivante). Le signe qui a le plus occupé les observateurs modernes est, sans contredit, l'écoulement d'un liquide séreux par l'oreille et même par le nez. M. Laugier (2) appela le premier l'attention des praticiens sur ce phénomène pathologique. Toutefois, il en est fait mention dans deux auteurs, l'un du XVIe et l'autre du XVIIe siècle. Ainsi on trouve dans *Berengario il Carpi* (3) une phrase conçue en ces termes : *Aliqua sanies subtilis resudat a fissura cranii,* et Stalpart Van der Viel rapporte une observation dans laquelle l'écoulement dont il s'agit fut très abondant (voy. page 8). Voici la première observation de M. Laugier : elle remonte à l'année 1835.

« Un jeune homme de vingt-cinq ans, maçon, fit une chute sur la tête de vingt-cinq pieds de hauteur. Résolution complète des membres que le blessé peut cependant

(1) M. Albert de Bonn prétend que l'hémorrhagie par l'oreille est un très bon signe (*Gaz. méd.*, 1840, p. 811), et M. Aran attache une grande importance à un écoulement continu et d'assez longue durée (*Loc. cit.*)

(2) *Bulletin chirurg.*, 1840.

(3) *De fractura cranii, editio nova, Lugduni Batavorum*, 1715.

mouvoir par intervalle. Sensibilité conservée; écoulement de quelques gouttes de sang par le nez et même par les oreilles, qui cesse peu d'instants après l'arrivée du malade à l'hôpital. Le lendemain soir, on remarque, pour la première fois, l'écoulement d'une assez grande quantité d'un liquide transparent contenant quelques stries de sang, par l'oreille droite. La taie de l'oreiller en est mouillée, et il est possible d'en recueillir environ une once en trois heures; l'oreille gauche est sèche. Cet écoulement dont la matière ne paraît point contenir d'albumine, continue le troisième et le quatrième jour, et le malade meurt dans la matinée du cinquième. A l'autopsie, on constate une fissure partant de la suture fronto-pariétale, dirigée en bas et en arrière, passant derrière la grande aile du sphénoïde et gagnant la partie moyenne du rocher, au bord postérieur duquel elle se termine. Cette fracture étroite pénètre dans la caisse du tympan dont la membrane est détruite. Entre la dure-mère et les os, existe un épanchement de sang formant un caillot épais de six lignes, qui occupe toute la fosse temporale, et est limité en bas par le rocher. Dure-mère intacte, cerveau sain (1). »

M. Laugier remarqua le même phénomène en 1838, 1839, et plus tard, les observations de MM. Robert, Diday, Chassaignac, Nélaton, vinrent confirmer la coexistence de cet écoulement séreux par l'oreille avec une fracture du rocher. Dans plusieurs cas, où le même écoulement se fit par les narines, l'autopsie démontra une fracture de la selle turcique, avec déchirure des méninges.

Quelle est donc la source de ce liquide? On a émis six opinions différentes d'après lesquelles il serait : 1° une exsudation opérée par la membrane qui tapisse le conduit auditif

(1) Nélaton, *Path. chirurg.*, t. 11, p. 563.

externe (Stalpart Van der Viel d'après Plater et Melchior Sebizius,); 2° le liquide de l'oreille interne (Marjolin, Robert); 3° la sérosité d'une certaine quantité de sang épanché entre les os et la dure-mère (Laugier); 4° un suintement séreux fourni par les vaisseaux restés béants à la surface de la fracture (Chassaignac); 5° la sérosité arachnoïdienne (Guthrie), 6° le liquide céphalo-rachidien (Nélaton, Vidal de Cassis, etc.). Cette dernière théorie est acceptée aujourd'hui par la plupart des praticiens. Aussi, nous passerons sous silence toutes les objections qu'ont suscitées les quatre premières hypothèses, et auxquelles il n'a jamais été répondu d'une manière satisfaisante. En admettant que le liquide séreux qui s'écoule par le nez ou par l'oreille lors des fractures de la base du crâne ne soit autre que le liquide céphalo-rachidien (ce que démontre d'ailleurs l'analyse chimique), il est facile de se rendre compte de la continuité de l'écoulement, et de sa quantité qui est quelquefois considérable. On sait, en effet, avec quelle rapidité s'opère le travail de sécrétion du liquide céphalo-rachidien. M. Magendie (1) a prouvé qu'on peut, à l'aide d'une ponction faite entre l'atlas et l'occipital, retirer tout le liquide céphalo-rachidien d'un animal vivant : si l'on ferme la plaie et qu'on répète l'expérience au bout de vingt-quatre heures, on voit que le liquide s'est reproduit à peu près avec la même abondance qu'auparavant. Ce phénomène peut être constaté plusieurs fois sur le même animal.

Dans les observations que possède la science, l'écoulement dont nous venons de parler a duré plusieurs jours, et en quantité variable, depuis quelques grammes jusqu'à plus d'un litre. Une observation de Stalpart Van der

(1) *Recherches physiologiques et cliniques sur le liquide céphalo-rachidien*, Paris, 1842.

Viel(1) nous montre combien peut être abondant l'écoulement du liquide céphalo-rachidien. « A la suite d'un coup qu'elle reçut sur le pariétal gauche, Anna-Paul de la Haye tomba tout-à-coup privée de sentiment et de mouvement, et rendit par l'oreille gauche une petite quantité de sang. Il n'existait, au cuir chevelu, qu'une contusion sans aucune trace de fracture. Après avoir été saignée et traitée en raison de la gravité de la blessure, la malade revint peu à peu à elle ; mais, pendant quatre ou cinq jours, elle présenta, sans interruption, par l'oreille gauche, un écoulement de liquide séreux tellement abondant, que l'on crut pouvoir l'évaluer à quatre cotyles par jour (c'est-à-dire douze cents grammes, puisque le cotyle répond à un demi-setier romain, et celui-ci à une mesure actuelle de trois cents grammes). »

Après ce coup d'œil général sur les principaux signes des fractures de la base du crâne, nous allons discuter leur valeur. L'observation suivante servira de point de départ.

SIGNES D'UNE DOUBLE FRACTURE DE LA BASE DU CRANE. — GUÉRISON RAPIDE. — OBSERVATION SUIVIE DE RÉFLEXIONS.

Le 15 avril 1851, je fus appelé à donner mes soins au nommé R..., habitant de la commune de St-Phalier (canton de Levroux). Cet homme, âgé de 27 ans, non marié, agriculteur, d'une forte constitution, d'un tempérament sanguin, nerveux, avait été violemment renversé par un cheval qu'il tenait à la bride, et la partie postérieure de sa tête était venue frapper contre un mur. Au rapport de deux personnes présentes au moment de l'accident, R... aurait perdu connaissance sur le coup, et rendu une assez grande

(1) *Observationum rariorum centuria prior*, Obs. XV. *Multum aquæ post caput gravius ictum ex aure emissum.*

quantité de sang par le nez, la bouche et l'oreille droite. Arrivé chez le blessé, environ deux heures après sa chute, voici ce que je constatai : état de somnolence qui n'est qu'incomplétement interrompu par une vive impression communiquée au malade, physionomie pâle avec expression d'hébétude; réponses difficiles et vagues; demi-résolution générale; sensibilité conservée; pupille dilatée et se contractant sous l'influence de la lumière; respiration lente et facile; battements du cœur réguliers, pouls assez plein et à 60; aucune solution de continuité des téguments crâniens, il n'existe qu'une tumeur sanguine de la grosseur d'une noix, à la partie postérieure de la tête, environ un pouce au-dessous et à droite de la base occipitale; l'écoulement de sang continue par l'oreille droite; ecchymose d'un rouge bleuâtre-foncé dans le tissu sous-conjonctival de la moitié interne de l'œil gauche; aucune fracture et contusion ni sur les membres, ni ailleurs. Soupçonnant une fracture de la base du crâne, mon pronostic fut très grave. Toutefois, je n'hésitai pas à faire une saignée de cinq cents grammes environ, et je prescrivis douze sangsues qui devaient être appliquées à la région mastoïdienne droite, deux par deux, de manière à entretenir un écoulement continu de sang. Sinapismes au deux cuisses. Je recommandai bien de surveiller l'écoulement sanguin qui avait lieu par l'oreille droite.

Le 16, rémission dans tous les symptômes observés la veille, si ce n'est que l'ecchymose du tissu sous-conjonctival est plus intense, et que toute la paupière inférieure, tuméfiée au point que le malade peut à peine ouvrir l'œil, présente elle-même une coloration bleuâtre-foncé très prononcée. Mais ce qui attira surtout mon attention, fut l'écoulement par l'oreille droite, et en assez grande quantité, d'un liquide séreux transparent, contenant quelques stries de sang, et qui avait commencé vers cinq heures du matin. L'oreille gauche est sèche, et l'ouïe parfaitement conservée des deux côtés. Le malade, qui répond beaucoup mieux que la veille aux questions qui lui sont adressées, se plaint d'une céphalalgie violente. Le pouls, plus plein que la veille, marque encore 60. Nouvelle saignée; sinapismes; saignées locales continues au moyen de sangsues, appliquées deux par deux derrière les oreilles et pendant toute la journée : pour boisson décoction d'orge miellée. Le 17, l'écoulement séreux continue quoique moins abondant. Aucune manifestation de réaction fébrile; céphalalgie moins intense; pas de selles depuis l'accident. Dans la journée du 16, le malade a vomi à deux reprises des matières sanguinolentes. Sinapismes; 60 centig. de calomel et de poudre de jalap chaque à prendre en quatre fois dans la journée.

Le 18, l'écoulement de l'oreille droite est entièrement supprimé; mais l'ecchymose de la paupière inférieure gauche persiste ainsi que l'épanchement du tissu sous-conjonctival qui couvre toute la sclérotique. Le malade a eu deux selles la veille, et a dormi une heure pendant la nuit; il peut à peine soulever de l'oreiller sa tête encore très pesante. Pas de fièvre. Saignée du pied; nouvelle prise en quatre fois de 60 centigrammes de calomel et de poudre de jalap chaque; sinapismes.

Le 19, le malade, se sentant beaucoup mieux, demande à se lever. Deux pédiluves sinapisés dans la journée; bouillon de veau.

Le 20, le malade se leva pendant une heure, et prit un potage le soir. A partir de ce jour, R... entra en convalescence, et jusqu'alors aucun dérangement n'est survenu dans sa santé. Les fonctions intellectuelles sont aussi intactes qu'auparavant.

Réflexions. Dans le cas que je viens de rapporter, j'étais autorisé, par les signes qui se présentaient à mon observation, à diagnostiquer une double fracture de la base du crâne, soit, *une fracture de la voûte orbitaire du côté gauche*, et *une fracture du rocher du côté droit*, et par conséquent à porter un pronostic en rapport avec la gravité de ces deux lésions. Or, combien je me suis trompé, puisque le malade, malgré ma presque certitude de l'issue funeste de sa chute, fut entièrement rétabli après cinq jours de traitement. J'ai pensé qu'il ne serait peut-être pas inutile de signaler cette erreur à l'attention des praticiens, en y joignant les quelques réflexions qu'elle m'a inspirées.

I. Avais-je réellement affaire, dans ce cas, à une double fracture de la base du crâne? En considérant, d'une part, le mode de production de ces fractures, et par conséquent la gravité des lésions qui les accompagnent, et de l'autre, la prompte amélioration de l'état de mon malade, je crois devoir répondre négativement. En effet, sans rejeter d'une manière absolue la possibilité des contre-fractures, il faut reconnaître cependant qu'elles sont beaucoup plus rares qu'on ne le pense généralement, surtout à la base du crâne. Ainsi, ces dernières que l'on cite comme des exemples de contre-coups, ne sont le plus souvent que des solutions de continuité qui se sont propagées de la voûte à la base; il y a, dans ce cas, extension d'une fracture dans un point plus ou moins éloigné, mais non contre-coup, car ce mot implique l'idée d'une absence de lésion des os du crâne dans le point qui a été soumis à la percussion. M. Aran dit n'avoir jamais observé, dans ses expériences, de fracture de de la base sans fracture au point percuté, autrement dit, jamais de fracture par contre-coup de cette région. Il démontre aussi que les fractures de la voûte arrivent à la base par le chemin le plus court, c'est-à-dire en suivant la courbe du plus court rayon (1). Les résultats de l'expérimentation sont, au reste, parfaitement conformes à ceux fournis par l'anatomie pathologique.

En appliquant ces données au cas dont j'ai parlé, nous voyons qu'il devait exister au crâne deux solutions de continuité qui, partant de la partie postérieure de la voûte, se seraient propagées, en suivant la courbe du plus court rayon, l'une à la voûte de l'orbite du côté gauche, et l'autre au rocher du côté droit. Or, je demande, en admettant que la mort ne soit pas instantanée à la suite de lésions aussi graves, s'il est probable que toute trace de ces lésions disparaisse après un traitement de cinq jours.

En concédant même la possibilité de fractures indépendantes à la base du crâne, ou sans solution de continuité de la voûte, il est encore, pour le cas particulier qui nous occupe, deux objections qu'il me paraît difficile de réfuter : 1° Dans une chute sur la tête en arrière, le coup qui est assez fort pour produire à la base du crâne deux fractures indirectes dont l'une tout-à-fait opposée au point où a frappé l'agent vulnérant, et l'autre siégeant sur la portion la plus dure du crâne, un tel coup, dis-je, doit déterminer dans la masse encéphalique un ébranlement qui peut aller jusqu'à la contusion de la pulpe cérébrale. Mais chez notre malade, nous n'avons observé que les symptômes caractéristiques d'une simple commotion. On sait d'ailleurs à quelles fractures compliquées donnent lieu les chutes sur la partie postérieure de la tête, lorsque la violence du coup est suffisante pour déterminer une solution de continuité des os. Dans ce cas, si le blessé n'est pas tué sur le coup, les désordres sont si considérables que la mort ne se fait pas long-

(1) Aran, *Loc. cit.*

temps attendre (1). 2° Si le liquide séreux qui s'écoulait par l'oreille droite provenait réellement du tissu cellulaire sous-arachnoïdien, le rocher étant fracturé et les méninges déchirées, avec quelle rapidité s'est opérée la cicatrisation de ces parties, puisqu'au bout de trois jours l'écoulement n'existait plus.

Il résulte des considérations précédentes, que je ne sau-

(1) La fracture du crâne du duc d'Orléans est une des plus remarquables sous le rapport de l'étendue et de la multiplicité des lésions. Il résulte des investigations de M. Marchal de Calvi (*Annales de la chirurg.*, Paris, 1842, t. v) que la chute avait eu lieu sur la partie postérieure de la tête, le prince étant tombé à la renverse par suite d'une oscillation de la voiture, et à l'extrémité d'un levier considérable, puisqu'il était mesuré par la longueur du sujet à laquelle il faut ajouter la hauteur du mobile. Notons encore que la vitesse de ce dernier était extrême, puisque les chevaux étaient emportés. Or à quelles lésions donna lieu cette malheureuse chute? La mort fut instantanée (13 juillet 1842). Toute la boite osseuse était divisée en deux parties. Les sutures lambdoïde écailleuse et mastoïdienne gauche, sphénoïdale et sphéno-pétrées étaient désunies. Une fracture partait du côté droit de la suture lambdoïde, passait un peu au-dessus de l'angle postérieur et inférieur du pariétal, sur la portion écailleuse du temporal, et venait se terminer sur la grande aile du sphénoïde. Une autre fracture, partant du côté gauche de la suture lambdoïde, divisait le pariétal d'arrière en avant dans la moitié de son étendue, séparait dans le même sens la portion écailleuse du temporal du reste de cet os (la suture écailleuse étant désunie, il en résultait que cette portion ne tenait qu'aux parties molles).

Une troisième fracture divisait transversalement le sphénoïde au niveau de la selle turcique. L'ensemble des fractures et des diastases établissait une division du crâne en deux parties : une antéro-supérieure comprenant d'arrière en avant le haut des pariétaux, la portion écailleuse des temporaux, le coronal, l'ethmoïde et la presque totalité du sphénoïde ; l'autre, postéro-inférieure, comprenant l'occipital, les parties inférieures des temporaux et des pariétaux, et la partie la plus postérieure du sphénoïde. On pouvait faire jouer ces deux parties l'une sur l'autre (Vidal de Cassis, *Path. externe*, 2° édit., t. III, p. 27).

rais admettre qu'il a existé chez mon malade une double fracture de la base du crâne.

II. Mais alors comment expliquer quelques-uns des symptômes observés après l'accident, ainsi l'épanchement de sang dans le tissu cellulaire sous-conjonctival et dans la paupière inférieure, et l'écoulement du liquide sous-arachnoïdien par l'oreille droite? Cette question n'a pas été jusqu'à présent résolue; et si l'opinion que je me permettrai d'émettre ici n'offre pas toutes les conditions d'une solution définitive, elle conduit au moins à des considérations pratiques d'une certaine importance.

Le fait que je viens de signaler n'est pas, on le sait, le seul exemple de guérison que possède la science. Les cas dans lesquels les malades ont guéri malgré la présence d'une ecchymose du tissu sous-conjonctival sont assez nombreux; je rapporterai entre autres le suivant :

« Un homme âgé de trente-huit ans, exerçant la profession de fumiste, tomba d'un cinquième étage le 27 septembre 1856. Il fut immédiatement conduit à l'hôpital de la Charité et fut admis au n° 51 de la salle Sainte-Vierge, service de M. le professeur Velpeau ; il était sans connaissance. Aucune fracture ne put être constatée ni sur les membres, ni ailleurs; une ecchymose d'un rouge bleuâtre-foncé existait dans le tissu sous-conjonctival de la moitié interne de l'œil droit. Il n'y avait d'ailleurs aucun écoulement sanguin ou seulement sanguinolent par l'oreille, par le nez ni par la bouche. Il existait une demi-résolution générale, plus marquée néanmoins à droite, surtout au membre supérieur; la face, de ce côté, offrait aussi un degré remarquable de paralysie. La jambe droite était fortement tuméfiée, et le coude-pied en outre ecchymosé. État de somnolence à peine interrompu par une vive impression communiquée au malade; expression d'hébétude; réponses difficiles; enduit blanc et épais sur la langue; soif vive.

On prescrit douze sangsues à la région mastoïdienne droite. Le 28, tous les symptômes que nous avons mentionnés s'étaient amendés, sauf l'épanchement sanguin qui s'était étendu. — On prescrit le calomel à l'intérieur à dose purgative. Le 2 octobre, tous les symptômes ont éprouvé une nouvelle amélioration, à l'exception de l'épanchement qui couvre toute la sclérotique. Le 6, une salivation abondante s'établit. Le 12, gencives très rouges et gonflées; langue tellement tuméfiée qu'elle peut à peine se mouvoir dans la cavité buccale; une couche diphthéritique recouvre toute la muqueuse de la bouche. Les phénomènes de paralysie, au contraire, ont presqu'entièrement disparu; le bras droit est aussi fort que le gauche, et l'expression de la physionomie est, à très peu de chose près, naturelle. Le 24, les symptômes de stomatite ont disparu. Il reste une grande faiblesse, mais qui ne paraît pas plus marquée à droite qu'à gauche. Il reste une déviation à peine sensible de la bouche quand le malade ouvre cet orifice: la langue se tire droite. Il reste encore un léger épanchement d'un rouge vif dans le tissu cellulaire de la partie externe de l'œil. A quelle lésion a-t-on affaire dans ce cas? Il est impossible de le dire d'une manière positive. La prompte amélioration des phénomènes de paralysie, leur disparition graduelle et continue doivent nécessairement faire penser à une commotion pure et simple. D'un autre côté, la prédominance des symptômes morbides à droite, l'épanchement sanguin dans l'œil droit rendent très probable l'existence d'une lésion locale, et particulièrement *d'une fracture de la voûte orbitaire* (1). »

(1) *Gaz. des hop.*, 3e série, t. II, no 127.

Quant aux cas dans lesquels la guérison s'établit malgré l'écoulement par l'oreille du liquide sous-arachnoïdien, ils sont beaucoup plus rares. On lit dans le *Traité de pathologie chirurgicale* de M. Nélaton (t. 2, p. 568) : « Malheureusement ce que nous savons de plus certain sur cet écoulement, c'est sa signification pronostique. Souvent les individus qui l'ont présenté ont succombé avant la fin du premier septenaire. M. Chassaignac cependant rapporte l'observation d'un malade qui a survécu à cet accident, et moi-même j'en ai vu un cas suivi de guérison à l'hôpital Saint-Louis. » Je tiens du savant professeur lui-même qu'il a observé trois autres cas de guérison depuis qu'il a écrit le passage que je viens de rappeler.

Voyons donc ce qui s'est passé lorsque les malades ont guéri. Une simple déchirure du cul-de-sac arachnoïdien qui accompagne le nerf auditif dans le conduit auditif interne est-elle suffisante pour que l'écoulement du liquide céphalo-rachidien puisse avoir lieu par l'oreille ? Les expériences cadavériques ne laissent aucun doute à ce sujet, et l'examen de quelques pièces pathologiques a déjà démontré cette déchirure dont les bords étaient ecchymosés et gonflés. D'un autre côté, cette déchirure peut-elle se produire indépendamment de toute fracture du rocher, et sans autre lésion concomitante de l'encéphale qu'une commotion pure et simple ? C'est encore ce qui peut arriver, surtout si l'agent vulnérant porte sur les temporaux, et même sur les pariétaux et l'occipital, à une petite distance des sutures. Il y a donc tout lieu de croire que la déchirure du cul-de-sac arachnoïdien qui accompagne le nerf auditif dans le conduit auditif interne est la seule lésion qui, lorsque les malades ont guéri, a produit l'écoulement par l'oreille du liquide sous-arachnoïdien. Le passage de ce liquide à l'extérieur est favorisé par l'ébranlement et la déchirure de plusieurs des parties qui entrent dans la composition de l'organe de l'ouïe, et surtout de la membrane du tympan. Ce désordre peut d'ailleurs ne porter aucune atteinte à la faculté d'entendre. Il existe même plusieurs observations dans lesquelles l'ouïe fut conservée du côté malade, malgré les lésions les plus graves telles que la déchirure du tympan, la fracture de l'étrier et son arrachement de la fenêtre ovale, la fracture des parois du vestibule (1).

Lorsque l'écoulement du liquide céphalo-rachidien se fait par le nez, il doit nécessairement y avoir dans ce cas fracture avec déchirure des membranes du cerveau, car il est impossible d'expliquer autrement la sortie du liquide. Aussi n'existe-t-il aucun exemple où ce symptôme n'ait pas été suivi de la mort.

L'infiltration du tissu cellulaire sous-conjonctival ne peut-elle pas être elle-même produite par un décollement plus ou moins étendu du périoste des os de la voûte orbitaire. Alors le sang traverserait par imbibition d'abord cette lame fibreuse, pour s'épancher dans le tissu cellulaire lâche et lamelleux qui, entourant le globe de l'œil, communique directement avec le tissu cellulaire sous-conjonctival, ensuite l'aponévrose qui s'insère par sa grande circonférence à tout le pourtour de l'arcade orbitaire et par sa petite, aux cartilages tarses, et arriverait ainsi au tissu cellulaire des paupières.

Cette explication me paraît d'autant plus admissible que l'anatomie nous démontre combien sont faibles les adhérences fibro-vasculaires qui unissent la dure-mère aux parois osseuses de la voûte orbitaire.

III. En résumé, s'il est vrai que certaines fractures de la

(1) Nélaton, *Loc. cit.*

base du crâne parfaitement constatées par l'autopsie, se sont accompagnées pendant la vie de symptômes particuliers qui ne laissent pas dès lors que d'avoir une certaine valeur pour leur diagnostic, il faut dire cependant que ces symptômes ne doivent point être admis à titre de signes certains et essentiellement caractéristiques d'une fracture de telle ou telle partie de cette région. C'est ainsi que l'écoulement d'un liquide séreux par l'oreille n'est pas plus un signe certain d'une fracture du rocher, que l'ecchymose du tissu sous-conjonctival et de la paupière inférieure ne l'est d'une fracture orbitaire. Cependant le premier de ces phénomènes se rattache nécessairement ou à une simple déchirure du cul-de-sac arachnoïdien qui accompagne le nerf auditif dans le conduit auditif interne, ou à une fracture du rocher avec déchirure des méninges, et le second à un décollement du périoste, ou à une fracture de la voûte orbitaire également accompagnée de déchirure des membranes. Dans les cas de fracture, la mort me semble inévitable, tandis que dans les autres la guérison peut s'établir par un traitement convenable. Combien alors le médecin ne doit-il pas être réservé dans son pronostic et énergique dans son traitement, puisque, dans l'immense majorité des cas, il ne possède aucun moyen de distinguer la lésion qui déterminera infailliblement la mort de celle qui est susceptible de guérir.

Paris. — Imprimerie Lacour et Cᵉ, rue Soufflot, 16.

www.ingramcontent.com/pod-product-compliance
Ingram Content Group UK Ltd.
Pitfield, Milton Keynes, MK11 3LW, UK
UKHW020458220726
13923UKWH00006B/2621